DE LA PENDAISON

ÉTUDE DES LÉSIONS DU COU. LEUR VALEUR DIAGNOSTIQUE

PAR

Le Docteur THOMAS

De la Faculté de Paris

<hr>

PARIS

G. STEINHEIL, ÉDITEUR

2, RUE CASIMIR-DELAVIGNE, 2

1893

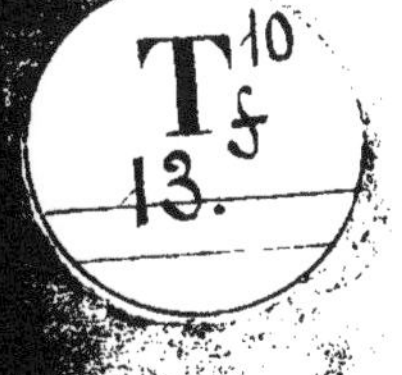

DE LA PENDAISON

ÉTUDE DES LÉSIONS DU COU. LEUR VALEUR DIAGNOSTIQUE

IMPRIMERIE LEMALE ET Cie HAVRE

DE LA PENDAISON

ÉTUDE DES LÉSIONS DU COU. LEUR VALEUR DIAGNOSTIQUE

PAR

Le Docteur THOMAS

De la Faculté de Paris

DE LA PENDAISON

ÉTUDE DES LÉSIONS DU COU. LEUR VALEUR DIAGNOSTIQUE

INTRODUCTION

C'est sur les conseils de M. le Dr Descoust que nous avons entrepris ce travail. L'aimable chef du Laboratoire de médecine légale a toujours eu pour nous la plus grande bienveillance. Aussi le prions-nous de recevoir le témoignage de notre profonde reconnaissance pour les précieuses indications qu'il a bien voulu nous donner et l'accueil si symphatique que nous avons reçu de lui.

Nous n'avons pas la prétention d'avoir fait une œuvre complète. A défaut d'autre mérte, cette courte étude aura peut-être celui d'envisager la question du diagnostic de la pendaison — question dont l'intérèt et l'importance n'échappent à personne — sous un jour spécial et à un point de vue particulier, à peine signalés par les auteurs. Elle suscitera peut-être des travaux de plus longue haleine sur ce sujet si délicat et si intéressant pour le médecin-légiste.

Quel est le symptôme caractéristique, *pathognomonique* de la mort par pendaison ? — Il n'y en a pas, disent les auteurs, et, ni les poumons, ni le cœur, ni l'intestin, ni le cerveau ne peuvent fournir un critérium sûr, — Ce symptôme ou ces symptômes caractéristiques ne se trouveraient-ils pas dans la région du cou ? Les lésions de la peau, du tissu cellulaire sous-cutané, des muscles, des artères, des nerfs, des cartilages et des vertèbres, surtout les extravasations sanguines de cette région ne permettraient-elles pas d'établir un diagnostic ferme ?

On le voit, la question que nous avons dû traiter trop succinctement est d'un haut intérêt ,et mérite des recherches plus patientes, plus longues, plus minutieuses...

Avant d'entrer en matière, qu'il nous soit permis d'adresser ici tous nos remerciements aux maîtres qui nous ont guidé dans le cours de nos études médicales :

A M. le Professeur Lannelongue, dont nous avons suivi avec grand fruit le docte enseignement à l'hôpital Trousseau.

A M. Rigal, notre si distingué compatriote, dont nous avons été pendant trop peu de temps l'élève.

A M. Léon Labbé, qui pendant notre stage, nous a accueilli avec une bienveillance dont nous lui sommes profondément reconnaissant.

A nos maîtres d'externat :

M. Théophile Anger, chirurgien de l'hôpital Beaujon, qui, avec une grande bonté, nous a appris à établir un diagnostic sûr et s'est attaché à nous donner de saines notions de clinique chirurgicale. Nous tenons à adresser à M. Tuffier, professeur agrégé de la Faculté, l'expression de nos sentiments de vive gratitude, et à dire combien nous sommes heureux d'avoir assisté aux remarquables leçons et aux grandes opérations auxquelles ce brillant chirurgien — l'un des plus brillants opérateurs qu'il nous ait été donné d'admirer dans les hôpitaux — nous a permis de prendre part, nous révélant, dans une année, toutes les ressources de la chirurgie actuelle.

M. J. Guyot, dont un de nos excellents amis a dit qu' « il a su nous faire profiter de sa haute expérience clinique, de sa grande science, et qu'il nous a montré par un exemple de tous les instants, que le grand médecin devait être le *vir sapiens benefaciendi peritus propositique tenax* » hommage auquel nous sommes heureux de nous associer en priant notre cher maître de nous compter parmi ses élèves les plus reconnaissants.

M. le Professeur Germain Sée, qui, dans ses magistrales cliniques du lundi, à l'Hôtel-Dieu, nous a montré combien sont précieux les avantages que l'on peut et que l'on doit retirer d'une thérapeutique rationnelle, basée sur les seules données de la physiologie.

Nous voulons ajouter un nom à cette liste ; c'est celui d'un ami — l'un de nos plus aimables et plus distingués compatriotes — M. le docteur Courtaix. C'est avec émotion que nous lui adressons ici nos vifs remerciements pour l'affectueuse bienveillance qu'il nous a constamment témoignée et les conseils éclairés qu'il n'a cessé de nous prodiguer pendant toute la durée de nos études. « La reconnaissance, a dit un écrivain, honore autant celui qui la témoigne que celui qui en est l'objet ». Il nous sera vraiment agréable, en cette circonstance, de ne pas nous priver de cette satisfaction; ce sera d'autant plus facile qu'il nous suffira de nous souvenir...

Enfin, nous prions M. le Professeur Straus de vouloir bien agréer l'assurance de notre profonde gratitude pour l'honneur qu'il nous fait en acceptant la présidence de cette thèse.

CHAPITRE 1

Définition.

Les auteurs se sont attachés, dans les différentes définitions qu'ils ont données de ce genre de mort violente, à faire ressortir, soit les circonstances dans lesquelles il se produit, soit les moyens employés, soit le mécanisme de la mort.

Taylor écrit : « Genre de mort dans lequel le corps est « suspendu entièrement ou en partie par le cou. »

Pour Casper : « C'est la mort par la pression exercée sur « le cou au moyen d'un lien tendu par le poids du corps ou au « moins de la moitié du corps ».

Tardieu est plus explicite : « C'est un acte de violence « dans lequel le corps, pris par le cou dans un lien attaché à « un point fixe et abandonné à son propre poids, exerce sur « le lien suspenseur une traction assez forte pour amener « brusquement la perte de sentiment, l'arrêt des fonctions « respiratoires et la mort ».

A ces notions nous ajouterons, avec Durand-Fardel, que, chez les pendus, la compression est exercée par une force tendant à se rapprocher de l'axe du cou et à l'aide d'un lien serrant inégalement sur les divers points de sa circonférence. Ceci distingue la pendaison de la strangulation, dans laquelle

la force agit perpendiculairement à l'axe du cou et à l'aide
d'un lien serrant également sur tous les points de la circonférence.

Nous pourrons donc dire avec Laugier : « La pendaison est
« un acte de violence dans lequel le corps, pris par le cou,
« par un lien attaché à un point fixe et abandonné à son
« propre poids, exerce sur le lien suspenseur, par la partie
« antérieure du cou (le plus souvent) une traction tendant à se
« rapprocher de la verticale et assez forte pour amener rapi-
« dement la mort, soit par arrêt de la circulation cérébrale,
« soit par occlusion des voies respiratoires, soit par ces deux
« causes réunies ». A ces deux causes il faudrait ajouter
pour être complet la mort par inhibition.

CHAPITRE II

Objet de notre travail.

Ainsi entendue, la pendaison se trouve nettement séparée des autres causes de mort par asphyxie. Elle offre de multiples problèmes à résoudre. Les uns sont plus spécialement de la compétence de la justice, les autres ne peuvent l'être que par un homme rompu aux difficultés des expertises médico-légales. De ces questions nombreuses nous n'en retiendrons qu'une :

Peut-on dire, en l'absence d'autres signes, en se basant uniquement sur les lésions anatomiques que l'on observe sur le corps d'un pendu, si la pendaison a été effectuée l'individu vivant ou mort ? Où faut-il chercher ces lésions et quelles sont-elles ?

L'utilité de cette recherche n'échappera à personne. En effet, la pendaison est, de tous les moyens de suicide, le plus employé. C'est un fait admis par tout le monde, aussi n'essayerons-nous pas de le démontrer. Mais, si le plus souvent on se trouve en présence de mort volontaire, quelquefois la question peut se compliquer et il faudra établir que la pendaison a bien été effectuée pendant la vie, non après la mort, moyen que l'on a vu employer pour masquer un crime et faire croire à un suicide. Le plus souvent, il est vrai, il existe des signes tels, que le doute n'est pas possible après un examen attentif, et que la supercherie est vite découverte ; mais, même en l'absence de ces signes révélateurs, extrinsèques en quelque sorte, il en existe qui, à eux seuls, permettent de conclure dans un sens ou dans l'autre, et seul l'expert peut les apprécier.

C'est qu'en effet si l'on se base seulement sur les signes que nous qualifions plus haut d'extrinsèques, on peut commettre de graves erreurs. Les circonstances, la mise en scène, l'aspect du cadavre, peuvent être tels que l'on conclut crime quand il y a seulement suicide, et inversement. Pour ne parler que du cadavre, ne trouve-t-on pas souvent des ecchymoses, des traces de coups, des érosions plus ou moins superficielles, qui peuvent faire croire à une lutte, alors que ces lésions, sont le fait des mouvements inconscients exécutés pendant l'agonie ? Ne voit-on pas des individus essayer de se tuer à coups de pistolet, de couteau, par le poison, et achever de se donner la mort par la pendaison. Si, dans ces cas là, on ne trouve pas des raisons suffisantes pour affirmer le suicide, on peut croire à un crime. Ce sont des questions quelquefois très difficiles et, pour n'en donner qu'un exemple, nous rappellerons le rapport dans lequel Tardieu concluait au suicide, malgré l'opinion des trois autres experts ; il s'agissait d'une femme sur laquelle on trouva, au-dessous du sillon produit par la corde, huit ecchymoses arrondies, disposées assez régulièrement sur deux rangs ; le célèbre médecin légiste fut d'avis qu'elles étaient la trace des parties saillantes des métacarpiens et des phalanges de la victime qui avait voulu écarter le lien constricteur. Dans ce cas comme dans beaucoup d'autres l'autopsie faite soigneusement et portant surtout sur certaines parties eut fait constater les lésions caractéristiques de la pendaison pendant la vie.

De ce qui précède, il est aisé de voir que nous n'avons pas la prétention d'indiquer un signe permettant de conclure qu'un pendu s'est suicidé, ou que des malfaiteurs l'ont tué, en se servant de ce genre de mort violente. Nous le répétons, sans crainte de nous contredire : nous voulons chercher seulement s'il existe un ou plusieurs signes qui soient caractéristiques de la pendaison pendant la vie ou après la mort.

CHAPITRE III

Mécanisme de la mort.

Or, pour comprendre les différentes lésions que l'on peut observer, il nous faut savoir comment se produit la mort dans la pendaison.

On admet aujourd'hui qu'elle peut être due à trois causes différentes. Deux d'entre elles sont le plus souvent associées et contribuent simultanément à amener la mort. L'autre beaucoup plus rare, agit seule, et cela parce que son action est très rapide.

Dans ce cas il se produit ce que l'on appelle un phénomène d'inhibition : brusquement, par suite de l'irritation d'un nerf dans la région innervée par ce nerf, d'une impression brusque sur la peau, d'un sentiment moral violent et exagéré, les phénomènes vitaux peuvent s'arrêter ou s'accélérer. Dans la première hypothèse la mort peut survenir, et les exemples n'en sont point rares. Dans le cas particulier qui nous occupe, voici d'après M. Brown-Séquard ce qui se passe : « Le larynx sur« tout, mais aussi la trachée, et probablement la peau qui les « recouvre, sont capables, sous l'influence d'une irritation « mécanique, de produire l'inhibition du cœur, celle de la res-« piration et aussi celle de toutes les activités cérébrales. Il

« peut donc y avoir tout d'un coup, sous l'influence d'une irri-
« tation mécanique de ces parties une perte incomplète de
« connaissance et une syncope respiratoire et cardiaque plus
« ou moins complète. Des expériences, très nombreuses, m'ont
« montré qu'il y a entre les effets de cette irritation et ceux de
« la piqûre du bulbe rachidien une très grande analogie. En
« effet, dans les deux cas il y a :

« 1° Perte de connaissance ;

« 2° Diminution et même mais assez rarement perte sou-
« daine ou très rapide de l'action du cœur ;

« 3° Diminution ou perte complète des mouvements respi-
« ratoires ;

« 4° Arrêt des échanges entre les tissus et le sang.

« Lorsque j'ai tué des chiens, par suite d'un coup sur la
« région cervicale antérieure, presque toujours la mort a eu
« lieu sans convulsions, sans agonie, dans un état syncopal
« complet, permettant aux tissus de conserver très longtemps
« leurs propriétés spéciales, le sang passant rouge des artères
« dans les veines, et présentant un contraste absolu avec ce
« que nous montre l'asphyxie franche où le sang est rapide-
« ment noir dans les artères ».

Et le savant physiologiste conclut en ces termes :

« La peau du cou possède comme le larynx, mais à un
« moindre degré, la puissance d'inhiber la sensibilité ; le
« larynx, la trachée, et peut-être la peau qui les recouvre,
« possèdent la puissance de causer la mort sous une irritation
« mécanique de la même façon que le bulbe rachidien (1). »

(1) *Académie des Sciences*, mars et avril, 1887.

T.

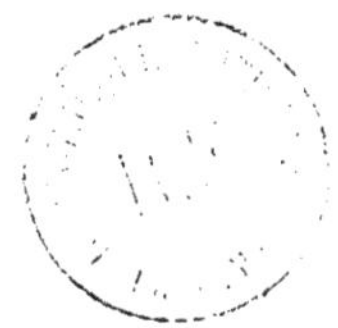

2

Or, il n'est pas douteux que de pareils phénomènes ne puissent se produire chez les pendus, mais ce doit être assez rarement. Nous devons dire, d'ailleurs, que notre opinion repose seulement sur la rareté de la production des actes d'inhibition dans la vie ordinaire.

Le plus souvent tout autre est le mécanisme de la mort. Elle est le résultat de l'arrêt de la circulation dans les vaisseaux du cou et de la respiration. Nous allons examiner rapidement ce qui se passe dans chacun de ces cas :

L'arrêt de la circulation et de la respiration est produit par la constriction du lien suspenseur. Ici nous ferons remarquer que cet arrêt est produit par une force relativement peu importante. Ceci se démontre par une expérience classique, que nous allons résumer rapidement :

Sur un cadavre on enlève le cerveau, de façon à mettre à nu l'extrémité des carotides internes ; on introduit en même temps un tube en caoutchouc dans la trachée, on passe une corde au cou de l'individu, et on pousse une injection dans la carotide primitive et dans le tube en caoutchouc. Si en même temps on tire sur la corde, de façon à soulever le cadavre, on constate que l'injection ne passe plus dans les carotides quand les épaules sont soulevées, et qu'il en est de même dans la trachée quand le tronc est soulevé en partie.

On peut conclure de cette expérience, ce fait démontré chaque jour dans les suicides par pendaison, qu'il n'est pas nécessaire que la suspension soit complète pour que la mort arrive.

Examinons ce qui résulte de ces faits.

Le lien constricteur, comprimant les vaisseaux du cou,

amène à la fois de l'anémie et de la congestion cérébrale ; or, on sait avec quelle rapidité les troubles circulatoires du cerveau retentissent sur ses fonctions ; ici très probablement il se produit une syncope qui devient rapidement mortelle. Cependant nous devons faire remarquer que la mort survient beaucoup moins vite quand on s'arrange de façon à laisser l'air arriver dans les poumons, ce qui fait supposer que la mort, si rapide dans la pendaison, est due à l'action combinée de l'asphyxie et de l'arrêt de la circulation cérébrale. Le premier de ces phénomènes amène la mort, le second produirait la perte de connaissance si rapide que l'on observe, soit sur les animaux qui servent aux expériences, soit sur les gens, qui, voulant observer sur eux-mêmes les effets de la pendaison, n'ont pu reprendre un point d'appui, et n'ont dû leur salut qu'à l'intervention fortuite d'une autre personne. Les pendus que l'on a pu rappeler à la vie sont unanimes à déclarer qu'ils ont perdu connaissance au bout d'un temps extrêmement court.

Sans nous arrêter plus longtemps nous pouvons conclure que les lésions produites chez les pendus dépendent de trois causes différentes : arrêt de la circulation ; asphyxie ; constriction du lien suspenseur.

C'est donc dans cette voie qu'il nous faut chercher pour trouver un caractère pathognomonique.

CHAPITRE IV

Examen des différents organes.

De ce que nous avons dit sur le mécanisme de la mort nous pourrions éliminer d'emblée l'examen des différents organes. Cependant nous allons voir rapidement les lésions qu'ils présentent.

Organes respiratoires. — Le larynx et la trachée-artère présentent en général à leur surface une teinte uniformément rouge. Il existe dans ces conduits une certaine quantité d'écume parfois sanguinolente. Il est vrai que Tardieu dit que l'on rencontre cette écume surtout dans les cas de mort par strangulation et par submersion, écume généralement alors plus épaisse, plus visqueuse.

Les poumons sont le siège d'un engouement généralisé, marqué surtout à la base et d'une façon d'autant plus grande que la pendaison a duré davantage. Ils sont d'une couleur noire très foncée, mais ne présentent à leur surface, ou dans leur profondeur, ni ecchymoses sous-pleurales, ni foyers apoplectiques ; à peine, et assez rarement, quelques bulles d'emphysème circonscrit.

Les *cavités du cœur* sont le plus souvent remplies de sang fluide. Il est très rare d'y trouver quelques caillots, encore sont-ils diffluents, non décolorés et nagent dans le liquide.

Les *organes digestifs* n'offrent à noter, outre les signes généraux de l'état de la digestion, qu'une rougeur générale qui semble due à la congestion passive produite dans tous les organes par la position verticale du corps. Cependant, Taylor insiste, d'une manière toute spéciale, sur la coloration rouge de la muqueuse gastro-intestinale chez les pendus.

Le *cerveau* demeure pâle, exsangue, tant que le corps reste suspendu. Mais le sang afflue dans les parties déclives de l'encéphale, comme dans celles des autres régions, quand le corps est placé dans la position horizontale.

La *moelle épinière* ne présente pas d'altérations appréciables, si ce n'est dans le cas où elle a été comprimée ou déchirée par la luxation ou la fracture des vertèbres cervicales. Or, ces lésions à grand fracas sont très rares dans la pendaison, sauf peut-être quand elle a lieu par autorité de justice. Le supplicié est alors abandonné dans l'espace, et le plein de l'anse disposé de façon particulière : A. Louis, dans un mémoire, dit en effet que l'exécuteur de Paris « mettait toujours le nœud coulant en devant sur le menton ». Nous devons dire que ces lésions n'ont pas été observées par les auteurs contemporains.

Ce n'est donc dans aucun des organes que nous venons d'énumérer, qu'il faut chercher des signes caractéristiques de la pendaison pendant la vie. Les différentes lésions que l'on y observe se rencontrent dans tous les genres de mort par asphyxie, ou sont produites par des causes indépendantes, telles que la position verticale du corps.

On a voulu trouver des preuves dans l'état des organes sexuels. En effet, chez l'homme (et très probablement aussi chez la femme), la pendaison, ainsi que l'a remarqué, le premier, Ambroise Paré, amène quelquefois, mais non toujours, une certaine turgescence des parties génitales, tant externes qu'internes, avec un écoulement de liquide spermatique ou vaginal, écoulement peu abondant en général. Ces phénomènes sont très probablement dus à la position verticale du corps. Orfila, et les auteurs qui l'ont suivi, ont montré que cette congestion des parties génitales se rencontrait aussi sur des corps pendus après la mort et que l'écoulement de liquide génital avait lieu, non seulement dans beaucoup de cas de mort violente, mais encore à la suite de décès par différentes maladies.

Casper, Ernest Godard, constatent les mêmes faits, et ce dernier écrit ces lignes qui tranchent la question :

« J'ai constaté très fréquemment que, peu de temps après
« la mort naturelle, l'urèthre renferme du sperme. Dans ce
« cas il n'y a ni demi-érection ni éjaculation, comme chez les
« individus qui meurent de mort violente. Chez les nombreux
« animaux que j'ai sacrifiés ou que j'ai vu abattre, l'émission
« du sperme était très abondante, et avait lieu, une, deux ou
« trois minutes après que l'animal avait été saigné, abattu
« ou étranglé. Pendant tout le temps de l'écoulement de la
« semence, la queue de l'animal s'agitait comme dans le coït
« ordinaire. Chez un hérisson, j'ai constaté et montré qu'il y

« avait à ce moment des contractions du bulbo-caverneux.
« Chez les animaux qui avaient succombé à une mort vio-
« lente, j'ai vu que le sperme éjaculé renfermait des ani-
« malcules doués de mouvement. »

Et Tardieu conclut en disant :

« Ces observations, si précises, sont aujourd'hui complète-
« ment acquises à la science et il n'est plus permis d'attri-
« buer la moindre valeur, en tant que signe de pendaison
« pendant la vie, à la turgescence des organes sexuels, à la
« présence de spermatozoïdes dans l'urèthre ou à l'écoulement
« du sperme. »

Puisque, ni dans les lésions résultant de l'asphyxie, ni dans
celles qui ont pour cause l'arrêt de la circulation, nous ne
trouvons la caractéristique que nous cherchons, il nous faut
examiner les lésions du cou produites par le lien suspenseur.

Ici, nous nous trouvons en présence de difficultés tenant,
entre autres causes, à la nature du lien employé et à la violence
plus ou moins grande avec laquelle la suspension a été
effectuée.

Nombreuses sont les espèces de liens qui servent à pendre :
les énumérer serait trop long. Nous les considérerons seulement au point de vue des marques qu'ils peuvent imprimer
sur le cou et des lésions qu'ils peuvent produire : ils sont
étroits ou larges, souples ou plus ou moins rigides. Le plein
de l'anse peut enfin porter sur diverses régions du cou, l'anse
être plus ou moins serrée.

Nous supposerons, ce qui est le cas le plus ordinaire, que
le lien employé présente une certaine rigidité et peu de
largeur, une corde, par exemple. Le plein de l'anse est placé

sous le menton, et le nœud se trouve à la nuque, quelquefois à la région temporo-occipitale, près de l'oreille. Le plein de l'anse peut être en diverses positions : il se place, soit sur le cartilage thyroïde, sur ou sous le cartilage cricoïde ; c'est assez rare ; le plus souvent il va de lui-même se loger entre le bord supérieur du cartilage thyroïde et l'os hyoïde, glissant sur la saillie que fait l'angle du cartilage.

Par sa constriction, le lien détermine des lésions locales, et c'est parmi elles qu'il faut chercher si nous en trouvons de pathognomoniques.

Avant de l'essayer nous devons dire que malheureusement elles sont inconstantes et que cette inconstance semble tenir à la nature du lien suspenseur. Si, en effet, il est constitué par une étoffe large et souple il peut comprimer suffisamment les organes du cou pour amener la mort ; mais, comme la compression s'exerce sur une large étendue, elle est beaucoup moindre par unité de surface, d'où la possibilité de mort par pendaison sans aucune lésion apparente du cou. D'ailleurs, Lesser sur 50 autopsies de sujets pendus, n'a trouvé que 36 fois des lésions autres que le sillon cutané produit par le lien.

CHAPITRE V

Examen du cou et de ses organes.

A l'examen extérieur on constate un sillon imprimé dans la
peau, dont la direction, la forme, les dimensions, sont en rapport avec celles du lien suspenseur. Encore ce sillon n'est pas
constant : si la pendaison a été de courte durée il peut ne pas
exister.

On le trouve le plus souvent entre le larynx et le menton.
Sur 143 cas, Tardieu donne les chiffres suivants :

Entre le menton et le larynx	117 fois
Au-dessous du larynx	3 »
Sur le larynx.	23 »

Son aspect, sa direction sont essentiellement variables, ce
qui tient à la durée de la suspension et à la direction de
l'anse ; le plus ordinairement le sillon est oblique du plein de
l'anse à ses extrémités, c'est-à-dire d'avant en arrière et de
bas en haut.

Ses dimensions varient avec celles du lien, mais peuvent
lui être inférieures comme cela arrive quand il s'agit d'une
corde d'une certaine grosseur.

Enfin, si la peau du cou peut conserver sa couleur et sa
texture, si la pendaison a été de courte durée, ou si le lien

employé a été très large et très souple, le plus habituellement, la peau se dessèche et prend un aspect parcheminé. C'est là un phénomène purement physique se prononçant de plus en plus après la mort, et qui est loin d'être pathognomonique.

En effet, ce sillon se retrouve avec les mêmes caractères sur un cadavre que l'on pend. Orfila l'a démontré péremptoirement et ses expériences ont été confirmées par Casper, de Berlin ; Vrolik, d'Amsterdam. Il est le résultat du soulèvement de l'épiderme, détaché de la peau et enlevé par places, sous lequel le derme mis à nu se dessèche.

Il faut chercher les autres lésions dans l'épaisseur du tissu cellulaire et des muscles, en avant et en arrière, dans les parties constitutives du larynx, dans les gros vaisseaux et jusque dans le squelette.

L'empreinte de la constriction exercée par le lien suspenseur est souvent marquée sur les saillies musculaires qui occupent les parties latérales du cou, notamment sur les muscles sterno-mastoïdiens, qui présentent en ce point une dépression plus ou moins profonde. On peut aussi constater la fracture ou l'enfoncement des cartilages du larynx ou de l'os hyoïde, la déchirure des tuniques moyenne et interne de l'artère carotide.

Beaucoup plus rarement, on peut trouver la luxation des vertèbres cervicales, mais nous avons vu que pour produire cette lésion il fallait une violence très grande.

Or toutes ces lésions ont pu être produites sur le cadavre et par conséquent ne sont pas caractéristiques.

C'est cependant en les étudiant complètement que l'on arrivera au but.

Si, en effet, on trouve, à leur niveau, les traces d'un phénomène tel, que, bien que causé par ces lésions, il n'ait pu se produire que pendant la vie, nous pourrons dire, la pendaison étant démontrée par d'autres signes, qu'elle a été effectuée pendant la vie. Ce signe existe en effet et consiste dans une extravasation sanguine se produisant, soit sous les téguments, soit dans les organes du cou.

CHAPITRE VI

Opinions des différents auteurs.

Nous ne pouvons mieux faire que de citer ici, en les résumant, les opinions des différents auteurs :

D'après Tardieu, la production de ces extravasations est, malgré les doutes qui se sont élevés sur ce point, un fait essentiellement vital. M Devergie a eu pleinement raison contre Orfila en soutenant cette opinion. De telle sorte que, l'expert qui constate, dans le tissu cellulaire, dans les muscles du cou, des ecchymoses et des infiltrations de sang coagulé, a le droit de conclure qu'elles ont été produites sur un individu encore vivant. Ce n'est pas tout d'ailleurs : dans les cas de pendaison ce qui importe surtout, c'est d'établir un rapprochement exact de siège, de forme et de direction entre ces ecchymoses et le lien suspenseur afin de bien voir si elles sont réellement le résultat de la pression de ce lien, ou ne résultent pas de violences commises avant la suspension : sous cette réserve, il est incontestable que les ecchymoses et les infiltrations de sang coagulé dans la peau. le tissu cellulaire et les muscles du cou des pendus, ont une incontestable valeur comme preuve de la pendaison pendant la vie.

On n'en peut dire autant, toujours d'après Tardieu, de la déchirure des tuniques interne et moyenne de l'artère carotide primitive sur laquelle Amussat avait appelé l'attention des médecins légistes, et que Devergie avait proclamé, à une certaine époque, le plus concluant des signes de la pendaison pendant la vie..... Cette lésion a pu être produite expérimentalement sur le cadavre. Elle acquerrait cependant plus d'importance si elle était accompagnée d'extravasation de sang coagulé dans la tunique celluleuse.

Si les lésions du squelette du cou n'ont aucune valeur comme preuve de pendaison opérée sur le vivant, il n'en est pas de même des désordres qui les accompagnent le plus souvent, et en particulier des déchirures avec ecchymoses et infiltration de sang coagulé dans les parties molles qui entourent les vertèbres brisées ou luxées, et, avec Devergie, Tardieu maintient énergiquement contre Orfila la valeur de ce dernier signe, qui n'a jamais été et ne saurait jamais être obtenu sur le cadavre.

Tardieu conclut en disant : « Si nous cherchons à résumer
« l'appréciation que nous venons de faire de la valeur des
« signes propres à démontrer la pendaison pendant la vie,
« nous voyons que parmi ces signes, les uns démontrent le
« fait de la pendaison : tels sont l'état du cou, l'empreinte
« laissée par le lien suspenseur, l'aspect de la face, la turges-
« cence et la coloration des organes sexuels et des membres
« inférieurs ; les autres démontrent la persistance de la vie
« au moment où ils se sont produits ; ce sont : les ecchymoses
« superficielles ou profondes ; les extravasations de sang
« coagulé dans le tissu cellulaire ou dans l'épaisseur des
« muscles de la région cervicale.

« Du rapprochement seul de ces deux ordres de signes et
« de leur concordance exacte résultera pour l'expert la preuve
« que l'individu dont il examine le cadavre a été pendu
« vivant, et est bien réellement mort par pendaison. »

Pour Hofmann, qui a fait de larges emprunts à l'ouvrage
de Tardieu, « parmi les lésions internes les plus importantes
« sont les lésions locales du cou ». D'après lui, on trouverait
rarement des suffusions dans le tissu cellulaire sous-cutané,
sous le sillon. On trouverait plus souvent des ecchymoses
dans les autres parties du tissu cellulaire : « Nous avons
« rencontré une fois, dit-il, une extravasation sanguine, dans
« le tissu cellulaire sous l'os hyoïde et plusieurs fois de petites
« ecchymoses sous la muqueuse pharyngienne, entre celle-ci
« et l'extrémité postérieure de l'apophyse supérieure du
« cartilage thyroïde, ainsi que sur l'extrémité de la grande
« corne de l'os hyoïde.

« Nous avons vu, sur deux pendus par justice, ainsi que
« dans trois cas de suicide, des extravasations sanguines de
« la grandeur d'un grain de chènevis sur la tunique adven-
« tice de la carotide près de sa bifurcation et dans le tissu
« cellulaire lâche qui se trouve à la partie antérieure de la
« colonne cervicale, c'est-à-dire aux endroits où s'est exercée
« principalement la compression du lien constricteur.

« Nous n'avons jamais observé de déchirure des muscles
« du cou chez les suicidés, mais nous avons trouvé chez les
« deux pendus par justice les muscles sous-hyoïdiens broyés ;
« cette trituration avait été produite par un nœud que l'exé-
« cuteur avait fait à cet endroit de la corde. »

Il dit bien avoir trouvé deux fois des fractures de la grande corne de l'os hyoïde, mais n'indique pas de suffusion à leur niveau.

Et il ajoute : « Les autres lésions sont les mêmes que celles « de la mort par asphyxie en général ».

Il rejette aussi d'une façon absolue les conclusions que l'on pourrait tirer des caractères du sillon, disant que les expériences de Casper, d'autres auteurs, de lui-même, ont toutes prouvé que toutes les formes de sillon strangulatoire observées chez les pendus peuvent également être produites sur le cadavre.

Et Hofmann donne les conclusions suivantes :

« On peut tirer des conclusions plus importantes des « lésions internes que l'on pourrait trouver au cou que du « sillon strangulatoire lui-même ».

La grande difficulté que l'on trouve à établir un diagnostic ferme, si l'on ne s'arrête qu'aux phénomènes extérieurs, a aussi été signalée par Briand et Chaudé : d'après eux on regarde à tort comme des preuves surabondantes de mort par suspension la teinte rouge violacée de la peau, la bouffissure de la face, la saillie et l'injection des globes oculaires, la coloration de la conjonctive, la teinte violacée des lèvres, le gonflement de la langue dont la pointe est appliquée contre les arcades dentaires, la présence d'écume dans les voies aériennes, l'engorgement sanguin des poumons et du cerveau, la fluidité du sang, joints à la présence d'un sillon circulaire autour du cou avec injection de la peau au-dessus et au-dessous de l'empreinte, l'intégrité des téguments dans un point que l'on suppose correspondre au nœud formé par la corde, et enfin l'existence d'une ecchymose dans le tissu cellulaire sous-cutané ; c'est qu'en effet, disent-ils, « il n'est aucun de ces signes,

« qui, soit isolément, soit réuni aux autres, ne puisse être
« tout aussi justement invoqué comme preuve de la strangu-
« lation ou de la suffocation. La conclusion qu'on en a tiré
« est donc fausse, par cela même qu'elle est absolue ».

Nous ajouterons que tous ces signes, sauf l'ecchymose, ont
pu être reproduits sur le cadavre, et que par conséquent aucun
d'eux ne peut servir pour établir la distinction entre la pendaison pendant la vie ou après la mort.

Nous arrêterons là nos citations. Aussi bien les autres
auteurs que nous pourrions citer sont actuellement unanimes à
dire que le diagnostic que nous cherchons ne peut être fait que
par la constatation d'une lésion n'ayant pu se produire que
pendant la vie, et cette lésion est l'épanchement sanguin
dans les organes du cou, extravasation donnant un caillot
solide, dur, adhérent et ne partant pas par le lavage sous un
mince filet d'eau.

Si les auteurs anciens ont donné une série de signes qui ne
résistent plus aujourd'hui à une critique sérieuse, cela a tenu
à deux causes : d'abord la rareté relative des observations :
en effet, presque tous les cas de pendaison étant le résultat
d'un suicide parfaitement établi, les autopsies judiciaires sont
très rares ; ensuite, on a attaché trop peu d'importance à l'examen des organes internes et spécialement trop peu insisté sur
les lésions profondes du cou. C'est même pour cette raison,
que Tardieu prétend que les infiltrations de sang coagulé sont
si rares dans le cou, au niveau du lien suspenseur. Nous
allons voir que cette extravasation sanguine est assez fré-
quente. Nous en trouverons la preuve dans les observations
suivantes.

CHAPITRE VII

Observations.

Observation I (Personnelle).

Autopsie du nommé X..., paraissant âgé de 30 ans environ, faite par nous à la Morgue, sous les yeux de M. le Dr Descoust, le 2 juin 1893, et ayant été l'objet d'une très intéressante leçon de M. le chef du Laboratoire de médecine légale.

Examen extérieur :

La face est marbrée de taches peu nombreuses que l'on pourrait facilement prendre pour des ecchymoses ; une incision faite sur chacune d'elles montre qu'il n'y a pas le moindre épanchement dans le tissu cellulaire sous-cutané. Les paupières sont fermées ; la langue se trouve en arrière des arcades dentaires, la rigidité musculaire n'existe plus, la putréfaction n'a pas commencé.

Le *sillon* laissé au cou par la corde, large de 12 millimètres, est situé entre l'os hyoïde et le cartilage thyroïde ; de là il décrit une parabole comme pour se diriger vers l'occipital ; manifeste encore à la saillie des sterno-mastoïdiens, où il prend l'aspect d'une brûlure en voie de cicatrisation, ses bords vont en s'amincissant, sa coloration diminue, devient livide en arrière où elle se fond avec la coloration du voisinage. Le fond du sillon est parcheminé, ses bords sont rouges et cette rougeur se continue un peu avec les parties voisines ; il est surtout profond à la partie antérieure et médiane, c'est-à-dire à deux centimètres au-dessus de la saillie médiane et supérieure du cartilage thyroïde.

Il est creusé de deux gouttières qui sont évidemment les empreintes du lien suspenseur qui devait être une corde à trois brins assez minces. Elles sont séparées dans tout leur trajet par une crête très marquée sur laquelle on remarque, particulièrement en un point situé au niveau du muscle sterno-cléido-mastoïdien gauche, de légères extravasations sanguines dues à la rupture des capillaires.

Vu par transparence, le sillon a l'aspect du parchemin surtout au niveau des gouttières. Il n'existe ni ecchymose, ni infiltration sanguine sur le sillon même, excepté les légères extravasations signalées sur la crête.

Au-dessous du sillon la peau est de couleur très foncée. Il existe surtout à droite, sur une longueur de dix centimètres, une infiltration sanguine longeant le sillon, sorte de zone violacée, due à l'accumulation mécanique du sang arrêté par la constriction du lien.

Dissection du cou.

Un lambeau contenant le sillon sur une longueur de vingt centimètres environ et une largeur de quatre centimètres ayant été enlevé, le fascia superficialis et le peaucier ainsi mis à nu ne présentent aucune altération. On ne trouve rien dans la couche celluleuse sous-jacente. Les muscles sterno-cléido-mastoïdiens disséqués et leurs insertions sternales coupées sont enlevées. Il n'y a aucune trace de rupture musculaire. On s'assure également, après les avoir sectionnés longitudinalement, qu'il n'existe pas dans leur épaisseur d'infiltrations sanguines intra-musculaires.

Pas de suffusion dans les couches sous-jacentes.

On met à nu le paquet vasculo-nerveux, dont on ouvre la gaine, et dans laquelle on ne remarque rien de particulier au niveau du sillon.

Les carotides primitives sont enlevées et ouvertes : la tunique externe est intacte : il n'y a pas de traces de déchirure sur les tuniques moyenne et interne. Cette dernière est absolument lisse.

Les nerfs pneumogastriques paraissent normaux.

Le larynx est enlevé : Il n'y a pas de lésions du cartilage thyroïde autres que la fracture de ses grandes cornes : à gauche les deux fragments chevauchent ; à droite il n'y a pas de déplacement.

En examinant les fractures on constate à gauche un épanchement sanguin très apparent entre le périchondre et le cartilage. Cette infiltration sanguine est dure, adhérente et ne disparaît ni par le lavage sous un courant d'eau, ni en passant le doigt dessus. La couche fibreuse et le périchondre sont dilacérés sur la moitié de leur pourtour en arrière, déchirés par les fragments à bords très saillants.

A droite, ni la couche fibreuse, ni le périchondre ne sont intéressés ; on constate très nettement la crépitation due à la fracture.

Le thorax et l'abdomen sont ouverts.

Les deux feuillets du péricarde sont adhérents, et le cœur est fixé par de nombreuses brides surtout à la pointe. Il est probable ou tout au moins très vraisemblable que le suicide de cet homme ne reconnaît d'autre cause que les souffrances causées par cette symphyse cardiaque.

Le sang contenu dans les cavités du cœur est fluide.

Les poumons sont fortement congestionnés aux bases ; ils sont nettement emphysémateux, particulièrement sur la face antérieure et sur les bords. Ils gardent l'empreinte des doigts.

Le sommet gauche est induré. A la coupe on y trouve des noyaux tuberculeux, les uns ont subi la transformation fibreuse, les autres sont remplacés par des noyaux calcifiés, d'autres enfin sont en pleine évolution et sur le point de se ramollir. Ces lésions sont très localisées au sommet gauche. Aucune lésion à droite.

Le foie est gros, légèrement hypertrophié et congestionné ; la rate a son aspect normal.

L'estomac renferme 150 gr. environ d'un liquide jaune très clair, mélangé de quelques débris alimentaires ; la digestion paraît remonter à deux heures.

Sur les intestins on ne trouve pas d'autre altération pathologique qu'une légère congestion des parois.

Epiplocèle inguinale droite.

Les organes génitaux sont un peu congestionnés. En pressant sur le canal on fait sourdre un liquide blanchâtre ayant toutes les apparences du sperme.

Le cerveau enlevé ne présente aucune altération. Il est pâle, exsangue, sauf à sa partie postérieure où nous trouvons les méninges œdématiées, gorgées de liquide, ce qui est dû à la position horizontale du corps.

Observation II.

Nous la tenons de notre excellent ami le Dr Léon Bouyssou.

Cette autopsie a été l'occasion d'une conférence faite à la Morgue fin mars 1893 par M. le Professeur de médecine légale, qui s'était surtout attaché à démontrer le mécanisme de la mort, dans la pendaison. Nous ne retenons ici que l'état des organes.

Le nommé X..., âgé de 35 à 40 ans environ, a été trouvé pendu à un arbre du bois de Boulogne.

Examen du cadavre.

Le corps est rigide, la bouche entr'ouverte ne laissant écouler aucune écume, la face est rougeâtre, bouffie, les oreilles sont violacées.

On remarque des signes de putréfaction dans les deux fosses iliaques.

La verge laisse suinter une petite quantité d'un liquide incolore.

On constate des taches bleuâtres sur différentes parties du corps : des incisions pratiquées à ce niveau ne révèlent pas de traces d'infiltration sanguine.

Lésions du cou. — Le sillon est simple et le nœud porte sur l'apophyse mastoïde gauche. Sur les côtés du cou il est caché par l'œdème assez considérable de ses bords.

La ligne qu'il décrit passe, en avant, entre le cartilage thyroïde et l'os hyoïde, et en arrière, un peu au-dessous de la protubérance occipitale externe.

Au niveau du sillon la peau parcheminée présente dans son épaisseur des ruptures de capillaires.

Le tissu cellulaire sous-cutané a une teinte un peu plus foncée.

On n'observe pas de déchirures musculaires ni de ruptures des tuniques carotidiennes.

Le cartilage thyroïde est intact.

La grande corne de l'os hyoïde est fracturée du côté droit. Au niveau du trait de fracture on constate une ecchymose très apparente, et sous le périoste on trouve un petit coagulum entre les deux fragments : ce caillot est dur, adhérent.

Rien d'anormal du côté de la colonne vertébrale.

Le thorax et l'abdomen sont ouverts.

Les *poumons* sont sains, sauf des traces de congestion à la partie inférieure et postérieure.

Le *cœur* est normal. On trouve quelques caillots mous, diffluents dans le ventricule droit.

L'*estomac* est rempli d'une bouillie alimentaire indiquant une digestion à peu près terminée.

Le cerveau paraît normal, sans trace de congestion.

Et M. le Professeur de médecine légale concluait à une pendaison faite pendant la vie, se basant sur la présence de l'extravasation sanguine au niveau de la fracture de l'os hyoïde.

Dans ces deux observations, les seules que nous ayons pu recueillir à cause de l'époque avancée de l'année, nous voyons une entravasation sanguine au niveau du trait de fracture de la grande corne de l'os hyoïde d'une part ; de la grande corne du cartilage thyroïde d'autre part, et nous écrivons au sujet de ces extravasations que le coagulum formé est dur, adhérent, ne partant pas sous l'influence d'un lavage sous un courant d'eau, résistant même à une friction au doigt. Ceci est de la plus grande importance, car ce n'est que lorsque les extravasations sanguines présentent ces caractères que l'on peut affirmer qu'elles se sont produites pendant la vie, l'individu vivant encore pour mieux dire.

Pour contrôler cette assertion, nombreuses sont les expériences : un coup produit bien sur un cadavre une infiltration sanguine, mais le sang ne se coagule pas, il reste en couche mince et liquide au niveau de l'endroit où la violence a porté. Encore faut-il que l'expérience ait lieu deux ou trois heures après la mort, car plus tard une violence n'aurait pour résultat que de produire l'aspect parcheminé et sec de la peau. Les expériences sont formelles et ne peuvent laisser place au moindre doute.

D'ailleurs ce caractère a déjà été relevé, et il se présente même avec une assez grande constance. Sur les vingt-deux observations de la thèse de Pellier nous le trouvons signalé douze fois, et encore devons nous dire que dans les dix autres cas l'observation n'a pu être complète étant donné l'état de décomposition des cadavres.

Nous avons relevé et résumé brièvement chacune de ces observations, laissant de côté les lésions banales des viscères.

OBSERVATION III (PELLIER, obs. 1).

Suffusions sanguines dans gaine des vaisseaux (caillot solide) et du pneumogastrique, au niveau du sillon.

OBSERVATION IV (PELLIER, obs. 2).

Suffusion sanguine et ecchymose au niveau du lien suspenseur, à gauche.

OBSERVATION V (PELLIER, obs. 3).

Ecchymose sous-cutanée : peau dure, rénitente.

Observation VI (Pellier, obs. 9).

Ecchymose à droite, très petite (un millimètre de large, deux centimètres de long) au niveau du sillon.

Observation VII (Pellier, obs. 11).

A droite, épanchement sanguin au-dessus du digastrique; à gauche, au niveau de la bifurcation des carotides, autre épanchement. En outre, injection marquée des gaines au niveau du sillon. Noyaux d'épanchement dans les gaines des muscles du plancher de la bouche. Ces épanchements présentent les caractères requis.

Observation VIII (Pellier, obs. 14).

Suffusions sanguines dans le peaucier et le tissu cellulaire sous-cutané; dans le trapèze, les muscles de la gouttière vertébrale, à droite.

Observation IX (Pellier, obs. 15).

A gauche, extravasation dans le peaucier, le tissu cellulaire sous-cutané. Petites hémorrhagies dans la partie inférieure du tendon d'insertion du sterno-mastoïdien ; le trapèze; déchirure de la carotide. Ces lésions siègent à droite.

Observation X (Pellier, obs. 16).

Suffusion sanguine dans la partie inférieure du sterno-cléido-mastoïdien, et sur la tête de l'os hyoïde ; à droite.

Observation XI (Pellier, obs. 18).

Fracture sous-périostée de la grande corne de l'os hyoïde, à gauche, avec épanchement sanguin.

Observation XII (Pellier, obs. 21).

Deux extravasations dans la gaine du sterno-cléido-mastoïdien, à sa partie moyenne à gauche. Même lésion, mais siégeant des deux côtés dans le sterno-hyoïdien.

Épanchement considérable dans la gaine vasculo-nerveuse.

Observation XIII (Pellier, obs. 22).

Déchirures infiltrées de sang dans les tuniques sur la carotide droite.

CHAPITRE VIII

Discussion des observations.

Elles nous prouvent bien, surtout les deux premières, que l'extravasation sanguine se présentant avec des caractères qui permettent d'affirmer qu'elle a eu lieu pendant la vie se rencontre assez fréquemment dans les organes du cou où elle est produite par une violence extérieure qui, dans l'occurence, est le lien suspenseur : ceci est prouvé par les rapports que l'infiltration affecte avec le sillon : en effet, nous ne la trouvons que sous ce dernier ou bien au niveau de lésions déterminées par la suspension, c'est-à-dire au niveau des fractures de l'os hyoïde ou du cartilage thyroïde.

On peut s'étonner que ces fractures se produisent quand bien même, ce qui est le cas le plus fréquent, le lien ne porte pas sur un de ces organes : c'est que, interposée entre eux, les réunissant très solidement, nous trouvons une aponévrose. la membrane thyro-hyoïdienne qui. déprimée fortement, agit soit sur le cartilage, soit sur l'os, pour produire les fractures que nous avons remarquées. fractures véritablement indirectes.

Nous voyons donc qu'il nous faudra examiner au cou, avec le plus grand soin, tous les organes qui le constituent, surtout ceux qui se trouvent au niveau du sillon. En disséquant on notera l'état des parties suivantes :

Peau et tissu cellulaire,

Peaucier,

Couche celluleuse lâche,

Aponévrose cervicale superficielle,

Muscle sterno-mastoïdien,

Aponévrose cervicale et moyenne

Muscle omoplato-hyoïdien,

Os hyoïde,

Cartilages du larynx,

Paquet vasculo-nerveux,

Aponévrose cervicale profonde,

Muscles de la nuque.

L'épanchement peut se trouver partout, mais on le trouve le plus souvent au niveau des lésions osseuses ou cartilagineuses, des vaisseaux qui, lorsqu'ils sont lésés, sont athéromateux, ainsi qu'il semble résulter de nos observations, dans l'épaisseur des muscles.

Cependant on peut aussi le trouver ailleurs, mais beaucoup plus rarement.

CONCLUSIONS

I. — Toutes les lésions observées sur les cadavres des pendus, dans les organes encéphaliques, thoraciques et abdominaux, à l'exception des lésions du cou, se retrouvent dans les autres genres de mort par asphyxie. Elles ne sauraient donc être considérées comme caractéristiques de la pendaison pendant la vie.

II. — Toutes les lésions du cou, surtout le sillon et à l'exception de l'extravasation sanguine, peuvent être produites expérimentalement après la mort, avec les mêmes apparences que pendant la vie.

III. — L'extravasation sanguine, dans les couches superficielles et profondes du cou, avec ou sans lésions des vaisseaux, des muscles ou du squelette, ne peut se produire que pendant la vie.

IV.— Chaque fois, qu'en même temps que le sillon constaté autour du cou, on trouvera des lésions des muscles, des vaisseaux, du squelette, accompagnées d'extravasation sanguine, il sera permis d'affirmer que la mort a été causée par la constriction du cou pendant la vie.

V. — Le diagnostic de la mort par pendaison repose donc tout entier sur les lésions du cou. La difficulté peut se trouver augmentée par l'emploi d'un lien large de préférence à un lien étroit, le premier produisant beaucoup plus difficilement les lésions de la pendaison.

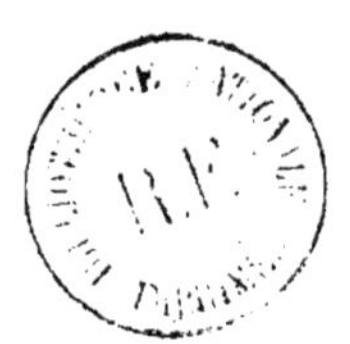

BIBLIOGRAPHIE

Coutagne (H.). — Étude sur les principaux éléments du diagnostic médico-légal de la mort par pendaison. *Arch. d'anthrop. crim.* Paris, 1886.

Devergie. — Recherches sur les pendus. De la section des membranes interne et moyenne des carotides chez les pendus. *Ann. d'hyg. publ. et de méd. lég.*, t. II.

Briand et **Chaudé**. — *Manuel de médecine légale*. Paris, 1879.

E. Hofmann. — *Traité de médecine légale*, traduit par E. Lévy. Paris, 1879.

Von Hofmann. — Étude médico-légale sur les conditions dans lesquelles se produisent les fractures du larynx. *Archives d'anthrop. crimin*, Paris, 1886.

Laccassagne. — *Précis de médecine judiciaire*. Paris, 1886.

Lafargue. — Deux cas de mort criminelle : pendaison pour simuler un suicide. *Ann. d'hyg. pub. et de méd. lég.* Paris, 1885.

E. Lévy. — Causes de la mort dans la pendaison. *Ann. d'hyg. pub. et de méd. lég.* Paris, 1879.

Legrand du Saulle. — *Traité de médecine légale*. Paris, 1886.

Perrin de la Touche. — *Des ecchymoses cutanées. Étude médico-légale*. Paris, 1885.

Pellier. — *Contribution à l'étude médico-légale de la pendaison*. Thèse de Lyon, 1883.

Taylor. — *Traité de médecine légale*. Traduit par Coutagne. Paris, 1881.

Tardieu. — *Étude médico-légale sur la pendaison, la strangulation et la suffocation*. Paris, 1879.

Tourdes. — *Dict. Encycl des sc. méd.*, art. Pendaison. Paris, 1886.

Vibert. — *Précis de médecine légale*. Paris, 1890.

IMPRIMERIE LEMALE ET Cie, HAVRE